LE Dr BARTHÉLEMY

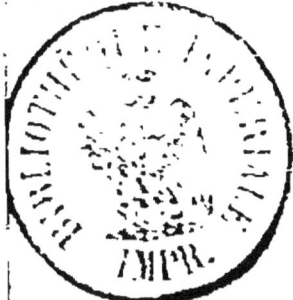

L'HYGIÈNE

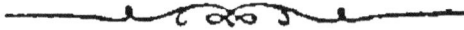

PARIS

PUBLICATIONS POPULAIRES

19, rue Blottière, 19

—

1866

L'HYGIÈNE

Après avoir défendu les vérités dans nos autres publications populaires, nous venons aujourd'hui donner quelques conseils d'hygiène.

L'hygiène est l'art de prévenir les maladies.

La première règle de l'hygiène, c'est la bonne conduite. Généralement, les gens qui ne font pas d'excès se portent bien.

Le droit chemin est le plus sûr et le meilleur.

L'hygiène est la sœur du travail et la mère de la propreté.

RÉGIMES ET PRÉCAUTIONS SUIVANT LES SAISONS.

Hiver. — *Nourriture.* — Consommer, à un repas surtout, de la viande, des aliments gras, des boissons alcooliques, des féculents. L'observation des préceptes du carême convient presque à tous les estomacs.

Habitations. — Chauffées. Tenir autant que possible les appartements à une température régulière. Mais il est bon de ventiler les chambres, de renouveler l'air au moins une fois par jour. Le chauffage au poêle doit être surveillé. Ne fermez jamais la clef d'un poêle pour conserver la braise ; il y a eu un bon nombre d'asphyxies qui ont été produites de cette façon.

Vêtements. — Chauds, d'étoffes de laine, peu serrés autour du corps afin de ne point gêner les mouvements, très-utiles en hiver.

Exercice. — Actif. — Un bain chaud à 40°, tous les quinze jours, est bon.

Printemps. — *Nourriture.* — Comme en hiver.

Habitations. — Chauffées autant que possible, surtout en temps de dégel, pluie ou brouillard. Le froid de la gelée est moins pernicieux à la santé que le froid humide.

Vêtements. — Chauds. Il faut ne quitter le gilet de flanelle que dans les premiers jours de juin ; mais il faut le quitter pour le reprendre au mois de septembre. Le bon effet de l'application de la flanelle sur le corps n'est dû qu'à son usage alternatif.

Exercice. — Complet ; gymnastique, courses et promenades. — Un purgatif léger au printemps, au moment où l'on se sent un peu mal à l'aise, est excellent ; un verre d'eau de Sedlitz, par exemple. L'usage de la tisane de chicorée sauvage pendant huit jours produit un effet analogue.

Eté. — *Nourriture.* — Plus spécialement composée de substances végétales. Eviter les excès. Les boissons alcooliques sont mauvaises en été lorsque l'on en abuse. Les boissons glacées après un exercice violent ne sont pas moins dangereuses. Eviter l'usage des fruits verts, les repas faits exclusivement avec de la salade et des fruits. Les infusions de café froid léger sont d'un bon usage. Les boissons gazeuses, les eaux minérales sont bonnes.

Habitations. —Aérées, mais fréquemment nettoyées.

Vêtements. — Larges et légers ; se couvrir la tête pour se protéger contre le soleil.

Exercice. — Modéré. La natation est un excellent exercice d'été.

Automne. — *Nourriture.* — Eviter tout écart de régime dans cette saison :

Les excès sont funestes.

Les vendanges, qui se font dans cette saison, la fabrication du vin, sont l'occasion de nombreux cas de diarrhée et même de choléra sporadique. Le vin doux, le cidre, le poiré, les eaux-de-vie de grain ne devront

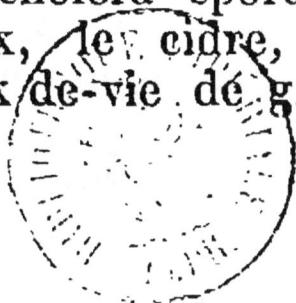

donc être pris qu'avec ménagements. Le régime alimentaire de l'hiver sera repris peu à peu, grâce au gibier qui est abondant dans cette saison.

Habitations.—Aérées, chauffées aux premiers froids.

Vêtements. — Chauds.

Exercice. — Les voyages, au commencement de cette saison et à la fin de l'été, sont un bon exercice. La chasse offre des avantages, mais elle entraîne quelques accidents; les pluies de l'automne ont donné bien des rhumatismes à des chasseurs intrépides.

Tous ces principes généraux sont d'une excellente application, mais il y en a qui, pour être mis à exécution, exigent une fortune assez grande. Pour ceux qui sont dans des conditions moins avan-

tageuses, qu'ils tâchent, par des
moyens économiques, de sup-
pléer aux voyages, par exemple,
par des excursions répétées dans
les bois , dans les campagnes ;
qu'ils s'exercent à la course, à la
lutte, l'escrime et le bâton. Aux
employés, une course, une pro-
menade avant d'entrer dans leur
bureau est salutaire ; pour les ou-
vriers en chambre, il en est de
même. La recommandation d'é-
viter les excès est générale et
s'applique à tout le monde, et
surtout aux gens très-riches
comme aux gens très-pauvres,
car les uns et les autres ont beaucoup de côtés communs, par cela
même qu'ils sont aux deux ex-
trêmes de la société. Les diffé-
rences dans les excès ne portent
que sur la quantité des substances
qu'ils consomment et le luxe de

leurs objets de plaisirs ; les gens très-riches et les gens très-pauvres sont exposés aux mêmes dangers lorsqu'ils sortent de la vie commune.

RÈGLES HYGIÉNIQUES A OBSERVER

Pour chaque tempérament, afin d'éviter les maladies qui en sont les conséquences.

Tempérament sanguin. — 1° Ne pas prendre l'habitude des émissions sanguines, car les saignées deviennent alors une nécessité. 2° Alimentation saine, médiocrement abondante et peu excitante. 3° Exercice fréquent et violent, dans de certaines limites cependant ; éviter les boissons stimulantes, le café noir et les alcooliques. 4° La chaleur, les appartements étroits et peu aérés doivent être évités avec soin, afin de prévenir les congestions cérébrales.

Tempérament nerveux. — 1° Eviter autant que possible les causes morales qui agissent sur le système nerveux. Chasser de la pensée toutes les idées noires. 2° Pas de régime débilitant. 3° Bains fréquents. 4° Exercice modéré, mais assez énergique. Substituer l'activité physique à l'activité intellectuelle. Mener à la campagne une vie active et laborieuse.

Tempérament lymphatique. — 1° Respirer un air pur et suffisamment renouvelé. Habitation sèche, aérée et saine. Habitation dans les montagnes. 2° Exercice régulier suffisant, en rapport avec les forces. 3° Alimentation saine, abondante, plus de viande que de végétaux. 4° Eviter l'humidité. 5°

Combattre les affections dès le début. Pas de purgatifs répétés. Prescrire de bonne heure des toniques et l'huile de foie de morue.

Tempérament bilieux. — 1° Sobriété habituelle. Eviter les excès de table, de boissons alcooliques. 2° Prendre beaucoup d'exercice. 3° Fuir les émotions morales trop vives. 4° Eviter la constipation.

Tous les tempéraments peuvent être changés. L'hygiène peut atteindre ce but, et l'observation des préceptes précédents en donne les moyens.

SOINS DE LA BOUCHE.

Rien n'est à recommander comme les soins de la bouche. Mais laissons ici la parole à M. Georges Fattet, le célèbre pro-

fesseur de Prothèse dentaire :
Pour propager en France l'usage
des *dents artificielles*, si utiles sous
le rapport du *bien-être* et de la
beauté, je me sers depuis longtemps d'une nouvelle matière tout
à la fois *légère et diaphane*, d'une
beauté et d'une dureté égales à
celle du diamant. Complétement
inaccessible aux *sucs* salivaires
et à l'acidité des aliments et
des boissons, cette matière vient
d'être surnommée la rivale de
la nature, tant elle imite la teinte
et la *transparence* des dents natu-
relles.

Les dentiers fabriqués d'après
mon nouveau procédé s'adaptent,
comme par le passé, sans le se-
cours de ressorts, de *pivots* ni
crochets ; ils sont *commodes*,
légers, et ne blessent jamais les
gencives, même les plus suscep-

tibles. Ils maintiennent et con-
solident les dents *ébranlées ;* ils
favorisent la prononciation et la
mastication, et sont facilement
supportés par les personnes *sen-*
sibles, nerveuses ou irritables.

Enfin, ils sont d'une durée
illimitée, ne cassent pas, et ne
changent jamais de nuance, *avan-*
tage immense pour les personnes
qui tiennent à l'économie, et surtout pour celles qui habitent la
province ou l'étranger. Aussi sont-
ils recherchés aujourd'hui par
toutes les personnes qui désirent
l'*utile* et l'agréable. Quel que soit
le nombre des dents à remplacer,
la longueur et l'importance du
travail, l'*exécution* et la pose du
dentier ne nécessitent jamais la
présence à Paris de plus de vingt-
quatre heures.

Pour combattre la carie et les

douleurs *nerveuses* qui en sont la conséquence , j'ai inventé une nouvelle MIXTURE facile à employer en province par toute personne étrangère à l'art du dentiste. Exempte d'acides et de matières dangereuses, cette *nouvelle prépa-ration* guérit à l'instant même et sans retour la rage de dents la plus intense. Elle arrête la carie et rend les dents insensibles à l'action de l'air ou du froid. D'un goût agréable, elle ne brûle jamais les gencives comme toutes les préparations *caustiques* vendues dans les officines et pharmacies. Prix du flacon : 6 francs avec la brochure explicative. — Affranchir et mandat sur la poste.

MODE D'EMPLOI. — Pour se servir de cette préparation, il faut en imbiber légèrement un peu d'amadou, et l'introduire avec une épingle danstoutes les cavités des dents cariées, après avoir préalablement bien desséché l'intérieur de la carie. Une ou deux applications suffisent presque toujours. Toutefois, si les dents étaient gâtées depuis longtemps, que la douleur fût rebelle, on pourrait pendant cinq ou six jours renouveler l'opération, en laissant toujours quelques heures d'intervalle entre chaque nouvelle application. *Pour plus de détails, voir la notice qui accompagne toujours chaque envoi.*

GEORGES FATTET,

Dentiste, inventeur des *dents sans crochets* et auteur du *Traité complet de Prothèse dentaire.* — Prix : 5 fr.

255, rue Saint-Honoré.

AMIENS. — IMPRIMERIE DE T. JEUNET.